前列腺癌化疗全程管理临床护理手册

何　玮　盛　夏　**主　编**

谢双怡　王　薇　钱卫红　**副主编**

中国协和医科大学出版社

北　京

图书在版编目（CIP）数据

前列腺癌化疗全程管理临床护理手册／何玮，盛夏主编.
—北京：中国协和医科大学出版社，2021. 1
ISBN 978-7-5679-1479-7

Ⅰ. ①前… Ⅱ. ①何… ②盛… Ⅲ. ①前列腺疾病-癌-
药物疗法-护理-手册 Ⅳ. ①R473.73-62

中国版本图书馆 CIP 数据核字（2020）第 290159 号

前列腺癌化疗全程管理临床护理手册

主　　编：何　玮　盛　夏
责任编辑：王　霞

出版发行：**中国协和医科大学出版社**
　　　　　（北京市东城区东单三条 9 号　邮编 100730　电话 010-65260431）
网　　址：www. pumcp. com
经　　销：新华书店总店北京发行所
印　　刷：北京玺诚印务有限公司

开　　本：787×1092　　1/32
印　　张：2.75
字　　数：50 千字
版　　次：2021 年 1 月第 1 版
印　　次：2021 年 1 月第 1 次印刷
定　　价：20.00 元

ISBN 978-7-5679-1479-7

前列腺癌化疗全程管理

临床护理手册

主　编： 何　玮　盛　夏

副主编： 谢双怡　王　薇　钱卫红　王卫红

编　者 (按姓氏笔画排序)：

马雪霞　中山大学孙逸仙医院

王　薇　浙江大学附属第一医院

王卫红　宁波市第一医院

刘　玲　四川华西医院

李　欣　北京医院

何　玮　武汉同济医院

郑　瑾　中国医科大学附属第一医院

钱卫红　中国人民解放军中部战区总医院

盛　夏　上海长海医院

彭晓琼　上海华山医

蒋玉梅　西安交通大学附属第一医院

谢双怡　北京大学第一医院

目　录

前列腺癌化疗全程管理临床护理手册

第一章　概　　述

1.1　全程管理的概述

　　前列腺癌（prostate cancer，PC）是男性泌尿生殖系统最常见的恶性肿瘤，发病率高，居美国男性恶性肿瘤首位，病死率居第 3 位。我国 PC 发病率虽远低于欧美国家，但随着人口老龄化和生活方式的改变，发病率呈显著上升趋势，由 2000 年的 1.70/10 万上升至 2011 年的 10.06/10 万，且北京、上海、广州等城市发病率显著高于全国平均水平。此外，我国前列腺特异性抗原（prostate specific antigen，PSA）筛查尚未普及，高危进展性前列腺癌及转移性前列腺癌（metastatic prostate cancer，mPC）患者所占比例较高。从疾病发展进程上来看，mPC 患者初始治疗时大多对于雄激素剥夺治疗（androgen deprivation therapy，ADT）有效，属于转移性激素敏感性前列腺癌（metastatic hormone sensitive prostate cancer，mHSPC），但随着疾病进一步发展，多数将转变为转移性去势抵抗性前列腺癌（metastatic castration resistant prostate cancer，mCRPC）。

因此，研究延缓 mHSPC 进展至 mCRPC 以及 mCRPC 有效的治疗方法是 mPC 治疗的重要方向。而化疗应用于 mCRPC 患者始于 20 世纪 90 年代，早期临床研究证实米托蒽醌能显著降低 mCRPC 患者 PSA 水平，改善其生活质量，减轻疼痛，但不能延长总生存时间。2004 年报道的 TAX327 研究证实多西他赛联合泼尼松（docetaxel and prednisone，DP）方案较米托蒽醌联合 DP 方案可显著延长 mCRPC 患者总生存时间，DP 方案因此成为此后 10 余年 mCRPC 的一线标准治疗方案。此外，以多西他赛为主的化疗在 mHSPC 患者的治疗中也获得重大进展，2015 年 CHAARTED 研究 [57.6 个月与 44.0 个月，$HR = 0.61$（$0.47 \sim 0.80$），$P < 0.001$]、2016 年 STAMPEDE 研究 [65 个月与 43 个月，$HR = 0.73$（$0.59 \sim 0.89$），$P < 0.001$] 结果均表明雄激素剥夺治疗（androgen deprivation therapy，ADT）联合多西他赛化疗较单纯 ADT 可显著延长 mHSPC 患者总生存期。因此，2018 版 NCCN 指南及 EAU 指南均推荐将 ADT 联合多西他赛化疗作为首次治疗、能耐受化疗的 mPC 患者的一线标准治疗方案

鉴于多西他赛化疗在 mCRPC 及 mHSPC 治疗中的重要作用和地位，专家组成员参考国内外循证医学证据和相关指南修订形成护理共识，为中国泌尿外科护理医师科学化疗临床实践提供参

考，以规范临床护理工作、提高应急处理能力、最大限度保证化疗患者的安全。

1.2 化疗的背景和展望

多西他赛单药化疗操作相对简单，但是绝大多数前列腺癌患者为高龄人群，且多合并各种基础疾病，因此安全有效地使用化疗对保障和提高化疗疗效和生活质量具有重要意义。本文就前列腺癌护理现状及组织构架、化疗的设备匹配和临床操作、不良反应及处理、患者自述报告（PRO）的管理等方面给予详细介绍。

多西他赛是一类特殊的窄治疗指数（narrow therapeutic index，NTI）药物（NTI drugs，NTIDs）。NTIDs的特点是半数致死量（LD_{50}）与半数有效剂量（ED_{50}）的比值在更狭窄的范围。用药剂量或血药浓度有小的差异，就可能导致严重治疗失败和/或药物不良反应的药物。NTIDs有原研与仿制之分，根据该类特殊药物的特性，建议择优选用完全符合合理用药的六字原则，安全、有效为先，经济居后。不同制药企业的相同NTIDs因配方、制备工艺的不同，使得产品质量存在明显差异。由于质量决定疗效，为确保疗效稳定，建议使用同一制药企业的NTIDs。

参 考 文 献

[1] 陈志东. 窄治疗指数药物的多样性及安全用药建议
[J]，上海医药 2019，7：29-35.

第二章　泌尿外科化疗护理保障

2.1　国外关于前列腺癌化疗患者的支持性护理现状

国外关于前列腺癌化疗患者的支持性护理涉及 7 个方面：同伴支持、教会社区的支持、其他可信赖的支持、在线支持、与医药卫生专业人员沟通、前列腺癌专科护士和自我护理的作用。

同伴支持包括一对一和支持小组两种，还分为正式的同伴支持和非正式的同伴支持。正式的同伴支持是指由医护专业人员发挥作用的同伴支持。非正式的包括网络、家庭、同事、教会团体或俱乐部等。前列腺癌化疗同伴支持使男性能够在同伴中表达自己的疾病经历、分享信息、交流化疗副作用。同伴支持在前列腺癌诊断、治疗和晚期都起到明显的作用。同伴支持小组使不同阶段的患者混在一起，能够帮助患者面对和接受疾病的进展。

教会社区支持是指患者以参与者的方式频繁

参加教会活动，他们在教会中促进了与其他前列腺癌患者的接触，能够获得更多关于前列腺癌化疗的知识，帮助他们"找到自己的声音"并获得心灵安抚。

其他可信赖的支持包括妻子、伙伴、朋友和家人，这些人被认为是可信赖的人，其中妻子持续充分的照护能力在化疗期对患者起到了至关重要的作用，良好的伙伴、朋友和家人关系能够使患者有更好的情绪来应对化疗。

在线支持是指护士在线指导患者，护士为患者提供可靠的信息，并为患者在线解答和处理化疗期间的有关问题。在线交流方便省时，保护了患者的隐私，减少了面对面的不适。

与卫生专业人员沟通包括了泌尿外科医师、化疗科医师、全科医师、专科护士（主要指个案管理师）、医疗顾问等，患者认为比起泌尿外科医师，全科医师和专科护士更容易获得信息。与专业人员沟通时，患者常常不理解潜在的严重性和化疗的副作用，更无法表达性功能的变化，专业人员没有同理心，对患者心理问题不重视。同时与专业人员预约时间不确定，患者不能获得长期持续的治疗。

前列腺癌专科护士管理是患者最为肯定的方式。前列腺癌专科护士能够长期持续护理患者，对于化疗患者能够清楚解释他们检验、化疗方案，前列腺癌化疗患者重视前列腺癌专科护士对他们化疗的决策和治疗选择，同时专科护士还会转介患者到支持小组，在帮助患者重塑疾病、以积极地方式积累经验、实现更好的适应和应对技巧等发面发挥了重要作用。

自我护理在前列腺癌化疗患者中极为重要，主要体现在自我保健和改变生活方式，如饮食和锻炼。前列腺癌化疗患者根据疾病情况在医师、专科护士及营养师的建议下改变饮食和生活方式。

2.2 组 织 构 架

2.2.1 医院保障

开展前列腺癌化疗的医院必须具备多学科会诊机制及疑难患者多学科病例讨论机制。医院应配备的多学科至少包括泌尿外科、肿瘤内科、肿瘤放疗科、重症加护病房（intensive care unit, ICU）、急诊科、血液内科、心内科、消化内科、放射科、超声科等，同时，还应该具备处置化疗严重不良反应的应急处理机制（包括应急会诊、科室间转运机制等），以保障接受化疗患者的基本医疗安全。

2.2.2 科室管理

开展前列腺癌化疗的临床科室还应具备以下保障条件，包括配备专门的医护团队保障化疗工作的顺利开展；根据医院或科室实际情况，开展日间化疗或住院化疗；设置专用化疗床位或可调剂床位；保证患者能按计划周期及时接受化疗；配备化疗药物配液中心或化疗药物配液室，以保证实施化疗医护人员的自身安全防护，并制定专门的化疗后医用垃圾处理程序。

专家共识建议化疗的安全顺利开展，需要医院及科室的政策扶持和硬件保障，开展化疗的医院及科室需要具备多学科协作会诊转诊机制和应对危急重症的应急处理能力，以最大限度保证化疗患者的安全。

2.2.3 患者管理

建议应该分阶段开展患者管理，尽可能实现前列腺癌患者的全程、全面追踪和管理。大多数专家认为，需配备化疗患者管理专员或专职人员，以患者教育、会谈、小组面谈、电话及网络等方式完成患者的安全数据收集分析及全程管理。

专家共识建议应重视患者的全程管理。化疗前患者应完成"安全评估"-"疾病教育"-

"知情同意"的流程式管理；化疗期间患者需完成"疗效评估"与"不良反应处理"和"患者自我监管"与"心理预期储备"的管理和教育；化疗结束后患者尚需配合完成"后续信息反馈"。保证在适合化疗且对化疗具有正确认知和接受度的患者中安全有效地开展化疗。

2.3　设　备　匹　配

《WS/T 433—2013 静脉治疗护理技术操作规范》及《静脉用药集中调配质量管理规范》指出，医院化疗药物配置最好集中管理，既能采取有效而经济的防护措施，又能有利于化疗废弃物的集中处理，利于职业安全和环境保护。而不具备化疗药物集中管理的医院在病房应设置相对独立的化疗药物配制区域，使用Ⅱ级或Ⅲ级生物安全柜进行配置。

2.3.1　化疗药物配置区

应设置于人员流动较少的区域，包括洁净区、辅助工作区和生活区，不同区域之间布局合理，有防止交叉污染的设施，周围环境不会对配置区域造成污染。

（1）洁净区：有温度、湿度、气压等监测设备和通风换气设施，维持温度 18～26℃，湿度

$40\% \sim 65\%$。准备间应配备医用防护口罩、帽子、防透性防护服和护目镜等。操作间应配备生物安全柜、储药架、专用储药车及聚氯乙烯手套、乳胶手套、防护垫、污物专用袋、封闭式污物桶和溢出包等。洁净区需每天清洁消毒，定期更换空气过滤器，清洁消毒工具不得与其他区域混用，工具的洗涤方法和存放地点应有明确的规定与标识。

（2）辅助工作区：室内照明合理，墙壁颜色适合视觉效果；墙面及地面平整、光洁、防滑，便于清洁。该区域有药品与物料贮存、条码打印、摆药准备、成品核查和普通更衣室等功能。

（3）生活区：安装的水池位置适宜，不设地漏；室内有防尘和防止动物、昆虫等进入的设施；淋浴室及卫生间单独设置。

2.3.2　生物安全柜

《中华人民共和国医药行业标准》将生物安全柜根据气流及隔离屏障设计结构分为Ⅰ、Ⅱ、Ⅲ三个等级。

（1）Ⅰ级生物安全柜：Ⅰ级安全柜有前窗操作口，操作者可通过前窗操作口在安全柜内进行操作，前窗操作口向内吸入负压气流保护人员的安全，气流经高效过滤器过滤后排出，同时保护环境不受污染，但不能对产品提供保护，目前已较少使用。

（2）Ⅱ级生物安全柜：Ⅱ级安全柜有前窗操作口，未经过滤的进气流在到达工作区域前被进风格栅俘获，防止操作时生成的气溶胶从前窗冒出，前窗操作口向内吸入负压气流保护人员的安全，经高效过滤器过滤的垂直下降气流用以保护产品，气流经高效过滤器过滤后排出，对操作过程中的人员、产品及环境进行保护。

（3）Ⅲ级生物安全柜：是目前安全防护等级最高的安全柜，柜体全封闭、不泄漏、全排放式，所有气体不参与循环，工作人员通过连接在柜体的手套进行操作，试验品通过双门传递箱进出安全柜，适用于高风险的生物试验。

2.4　临床操作

前列腺癌化疗有单用化疗方案和联合用药方案。单用化疗方案包括以表柔比星（表阿霉素）单用或环磷酰胺配合地塞米松使用的方案；联合用药方案包括以米托蒽醌为基础联合雌莫司汀、长春瑞滨或联合酮康唑、维生素 C 或联合吉西他滨、泼尼松联合用药方案；也有以多西紫杉醇为基础联合雌莫司汀、卡铂或者联合长春瑞滨或者联合雌莫司汀、泼尼松联合用药方案；以雌莫司汀（磷雌氮芥）为基础联合长春瑞滨或者联合依托泊苷联合用药方案。目前，前列腺癌化疗多主张联合用药，目的是既提高疗效，又减少毒副作用。有条件者，化疗时加用粒细胞集落刺激因子和促红细胞生长因子等，可明显改善化疗药物的骨髓、血液毒性，提高患者的耐受性，间接提高疗效。因此，要做好化疗药物配置前准备、化疗药物配置、化疗药物用药前准备、化疗药物用药、化疗药物用药后处理、化疗药物用药后效果评估的管理，以利于对化疗护士、患者、环境的保护。

2.4.1 化疗药物配置前准备

（1）化疗药物按性质、不同用药时间、分批次将药品放置于不同颜色的容器内。

（2）检查患者药物过敏史和药物不良反应等信息。

（3）用药医嘱存在错误的，应当及时与医生沟通，确保医嘱的正确性及及时性。

（4）准确核对化疗患者姓名、住院号，化疗药物名称、浓度、剂量、给药时间、用法是否正确，同时应当注意药物的质量、药瓶有无裂痕及有效期，确认同一患者所用同一药物批号相同。

（5）遵医嘱选用正确的溶媒，保证化疗药物配置的相容性与稳定性。

（6）将输液标签按药物性质和用药时间顺序排列，放置于不同颜色的容器内，以方便调配操作。

（7）若化疗药物有特殊要求，如特殊滴速、避光滴注、特殊用药监护等，需做好明确标识。

2.4.2　化疗药物配置

操作前30分钟，按操作规程启动洁净区和层流工作台净化系统，确认其处于正常工作状态，按更衣操作规程，操作者应戴一次性医用防护口罩、帽子、双层手套（内层为聚氯乙烯手套、外层为乳胶手套），穿防透性防护服。进入洁净区操作间，首先从上到下、从内到外清洁消毒层流洁净台内部的各个部位，工作台清洁消毒后铺双层一次性防护垫（上层为吸水材料、下层为防水材料）。

（1）选用合适的一次性注射器，拆除外包装，旋转针头连接注射器，确保针尖斜面与注射器刻度处于同一方向，将注射器垂直放置于层流洁净台的内侧。

（2）消毒后的输液袋（瓶）放置于层流洁净台的中央区域。

（3）打开安瓿前轻轻敲击其颈部和顶部，确保药液或药粉无残留，消毒后用无菌纱布包裹掰开，防止安瓿折断时药物外露或玻璃碎片划破手指。

（4）玻璃瓶溶解药物或抽吸药液时，用无菌纱布裹住针头和瓶塞，避免药液外溅。

（5）抽吸药液时，注射器与针头连接紧密，以免松动致药液外溅；使用大针头注射器抽吸药液时，不能超过注射器的3/4，以防药液外漏。

（6）药液加入输液袋（瓶）后回抽部分空气，以用药时袋（瓶）内压力过大造成药液外溢。

（7）废弃药瓶连同无纺布垫放于可密封的专用密封袋中，以防药液挥发污染室内空气。

（8）药液配置完毕，用75%的酒精棉纱擦拭操作台面和柜内。

（9）将配制好的药液集中放置于专用袋内由专人交接。

（10）操作完毕，脱掉防护用品，用洗手液、流动水彻底洗手，淋浴。

2.4.3　化疗药物用药前准备

（1）化疗用药前需综合评估患者的全身情况、疾病情况和经济状况等，可参照美国西南地区肿瘤协作组全身情况评判标准进行评估，0级表示患者能正常活动；1级表示患者有全身症状，但能户外活动；2级患者非睡眠时间卧床时间小于50%；3级患者非睡眠时间卧床时间大于50%；4级患者完全卧床。

（2）评估患者的心理状态，鼓励患者说出焦虑、紧张情绪，保持积极心态。初次化疗患者应做好相关的健康指导，取得配合。

（3）向患者讲解化疗方案、作用、周期、药物毒副作用。

（4）评估患者血管，选择粗、直且有弹性的静脉，优先选择患者非惯用手进行穿刺，同时向患者讲解化疗药对血管可能造成的损伤以及保护血管的重要性。

（5）刺激性化疗药物应选择深静脉置管，避免发生化学性静脉炎或组织坏死。

（6）用物准备：输液器、留置针、无菌敷贴、无菌手套（聚氯乙烯手套、乳胶手套）、消毒液、棉签、治疗巾、止血带、胶布、弯盘、输液医嘱单（或电子医嘱单）、速干手消毒液。

（7）环境准备：温度、湿度适宜，光线合适，环境整洁。

（8）护士准备：规范洗手，戴口罩、帽子、手套，备齐用物。

（9）患者准备：排便，舒适卧位，心理准备。

（10）药液准备：认真核对化疗药物名称、浓度、剂量、用药时间、用法和有效期，检查输液袋（瓶）有无裂痕或破口、渗漏，药液有无浑浊、沉淀、絮状物，注意药物间的配伍禁忌。

2.4.4　化疗药物用药

用药时护士应做好个人防护，戴一次性医用防护口罩、帽子、双层手套（内层为聚氯乙烯手套、外层为乳胶手套），穿防护服。

前列腺癌化疗全程管理临床护理手册

（1）采用密闭式静脉输液法，避免药液从针头溢出，利于液体输完后物品的处理。

（2）给予有配伍禁忌的药物前后，使用无菌生理盐水进行冲管或更换输液器，预防发生药物反应。

（3）需从墨菲滴管加入药物时，必须先用无菌棉球围住滴管开口处再行加药，加药速度不宜过快、过猛，以防药液从管口喷出。

（4）静脉推注给药时注意连接接头的牢固性，防止接头脱落导致药液喷出。

（5）用药期间密切观察患者的生命体征及不良反应，若有异常及时处理；定期复查生化、血常规，并根据检查结果进行相应的处理。

（6）用药期间指导患者加强营养，少食多餐，忌辛辣刺激食物，进食营养丰富的饮食；同时给予相应的安全指导，严防跌倒、坠床、受伤等意外事件发生。

（7）操作完毕脱掉手套，用皂液、流动水彻底清洗双手，并用清水漱口。洗手和漱口是降低污染和防止药液进一步吸收的重要步骤。

2.4.5 化疗药物用药后处理

2.4.5.1 化疗药物医疗废物处理：按照《医疗废物处理条例》中化学性废物处理。

（1）配药后用一次性防护垫将空安瓿、药瓶、注射器、手套等包裹好置于专用密封袋中封闭。

（2）静脉给药结束后，注射器、针头、输液袋、输液器连同防护服、口罩、帽子放入可密封的专用污物袋中，集中统一处理。

（3）化疗药物使用过程中的污水，应先在院内污水处理系统中对细胞毒剂进行灭活或化学破坏后，再排入下水系统。

2.4.5.2　化疗溢出物的处理：病房及配置中心应配备化疗药物溢出物防护包；医护人员应熟悉放置地点并掌握防护包使用方法及溢出物的处理流程。

（1）一旦发生化疗药物溢出，首先正确评估暴露在溢出物环境中的每个人；将溢出区域隔离出来，标明污染范围，告知其他人员，避免接触。

（2）操作者眼睛不慎接触化疗药物，应立即用流动水反复冲洗；如果皮肤或衣物接触到药物，应立即脱去被污染的衣物，被污染的部位用肥皂和流动水反复冲洗。

（3）处理溢出物之前，护士打开溢出包，戴双层手套、鞋套、眼罩等防护用品，如果是气雾或汽化的细胞毒药物溢出，必须佩戴防护面罩。

（4）将吸水性较强的湿棉纱覆盖在溢出物上将溢出物品全部吸收，防止药液挥发到空气中，再用清水及 75% 酒精反复擦拭。

（5）将所有被污染的物品、用物放入密封的专用废物袋，做好标识，统一集中处理。

2.4.5.3　排泄物处理：患者在接受化疗后血

液、体液、分泌物等都存在化疗药物污染，护理人员在处理化疗后患者的尿液、粪便、呕吐物或分泌物时，必须戴上双层手套防止皮肤污染；化疗患者使用马桶后反复用流动水冲洗，防止环境污染以及对周围人群造成伤害。

2.4.6　化疗药物用药后效果评估

预测化疗效果的指标有患者的全身情况、治疗前血红蛋白水平、前列腺特异性抗原（PSA）基线水平、骨转移灶的范围（数量、分布方式）和雄激素维持水平等，最常用的是 PSA。如果化疗后患者 PSA 持续升高或无反应，提示患者预后差，存活时间短。目前 PSA 下降标准是 PSA 从化疗前水平下降>50% 并维持 ≥4 周，提示存活时间较长。PSA 判断时，如果联用抗雄激素药物，则要避免抗雄激素物质撤除综合征的影响，抗雄激素物质撤除综合征会使 PSA 水平下降，影响化疗效果评估。同时，还需结合患者症状、影像学检查，核素检查来综合判断化疗效果。

2.5 多西他赛的不良反应处理

多西他赛的不良反应处理

临床研究	治疗方案	中性粒细胞减少症 (3~4级)	发热性中心粒细胞减少症 (3~4级)	过敏反应 (3~4级)	体液潴留 (3~4级)	脱发 (3~4级)	疲劳 (3~4级)	神经毒性 (3~4级)
TAX327 研究	多西他赛联合泼尼松或泼尼松龙	32.0%	—	0.6%	0.6%	—	3.9%	外周感觉: 1.2%; 外周运动: 0
中国注册研究	多西他赛联合泼尼松或泼尼松龙	—	1.8%	—	—	3.6%	—	—

2.5.1 最常见——骨髓抑制

2.5.1.1 骨髓抑制概述

骨髓抑制主要包括白细胞减少、中性粒细胞下降、贫血以及血小板下降，总体发生率为 $50\% \sim 60\%$，其中最主要的是中性粒细胞减少，这种中性粒细胞减少是可逆的且不蓄积的，通常化疗后中性粒细胞减少至最低点的中位时间为7天。患者需要在化疗前和化疗期间密切监测造血系统功能，并根据骨髓抑制严重程度进行相应的干预处理。化疗期间，若出现白细胞计数低于 $3.0 \times 10^9 /L$ 或中性粒细胞计数低于 $1.5 \times 10^9 /L$，应终止化疗并予以集落刺激因子治疗，若同时伴有发热，应给予抗生素治疗预防感染。

2.5.1.2 骨髓抑制的不良反应及对策

中性粒细胞减少症和发热性中性粒细胞减少症（febrile neutropenia，FN）。

（1）诊断标准：①中性粒细胞减少症，成年人外周血中性粒细胞绝对值（absolute neutrophil count，ANC）持续少于 $2.0 \times 10^9 /L$。②FN，外周血粒细胞绝对值（ANC）低于 $0.5 \times 10^9 /L$ 或低于 $1.0 \times 10^9 /L$ 且在未来48小时会下降至 $0.5 \times 10^9 /L$；单次口腔温度 $\geqslant 38.3℃$ 或 $\geqslant 38℃$ 超过1小时。

（2）特点：①多西他赛用药后 ANC 降至最低点的中位时间为7天，此间隔在多次治疗的患者中可缩短。②中性粒细胞减少症和 FN 呈剂量依赖性，可逆转不蓄积。③FN 患者易发生危及生命的感染，需高度重视。

（3）监测：①对所有的多西他赛治疗的患者应密切监测血常规。化疗前应常规行血常规检查，只有当 ANC≥$1.5×10^9$/L 时才能接受多西他赛治疗。用药后 1 周内复查血常规，之后每 3～5 天复查，以便早期发现中性粒细胞减少症特别是 FN。②对发生过中性粒细胞减少症或 FN 的患者，需定期检查血常规（每周 1 次，必要时每 3～5 天 1 次），若有不适或指标异常，应及时到医院就诊。

（4）预防性使用粒细胞集落刺激因子（granulocyte colony stimulating factor，G-CSF）：①首次化疗进行时，医师应根据患者的风险因素评估是否需要化疗后预防性使用 G-CSF。患者风险因素包括老年人，尤其是年龄>65 岁者；之前进行化疗或放疗；已有中性粒细胞减少症或骨髓肿瘤；感染、伤口或近期手术；肝肾功能不佳；HIV 感染等。②若首次化疗后出现 FN 或剂量限制性中性粒细胞减少症持续 1 周以上，在以后的化疗周期中推荐预防性应用 G-CSF，用药时间≥5 天，但<14 天。

（5）处理：①中性粒细胞减少症，分级标准见下表。②重度中性粒细胞减少症（ANC <$0.5×10^9$/L，并持续 7 天以上），下一个疗程多西他赛的剂量应由 75mg/m^2 减至 60mg/m^2，若患

者在 $60mg/m^2$ 剂量时仍出现重度中性粒细胞减少症，应停止治疗。③FN 的处理，住院治疗。出现FN 均应使用抗生素治疗，必要时请相关科室会诊协同治疗。给予 G-CSF，当 ANC$\geq 5.0 \times 10^9$/L 时，应停药观察。多西他赛剂量应由 $75mg/m^2$ 减至 $60mg/m^2$；如患者在 $60mg/m^2$ 剂量时仍出现 FN 及重度中性粒细胞减少症，应停止治疗。④ 当ANC 恢复至$\geq 1.5 \times 10^9$/L 时方可进行下一疗程的治疗。并按照上个周期中出现的最严重的不良反应事件进行多西他赛剂量调整。

中性粒细胞减少症分级标准

分级	白细胞计数	中性粒细胞计数
1 级	3.0~3.9	1.5~1.9
2 级	2.0~2.9	1.0~1.4
3 级	1.0~1.9	0.5~0.9
4 级	<1.0	<0.5

2.5.2　最严重——过敏反应

过敏反应是多西他赛化疗的另一严重毒副反应，若临床处理不及时、不得当，该毒副反应甚至可能导致患者死亡，根据专家共识建议及时识别过敏反应的各种临床表现，常规进行预防性用药，重视过程监测，及时处理过敏反应是降低过敏反应发生、提高化疗安全性的必备程序。

2.5.2.1　临床表现：根据严重程度，将其过敏反应症状分为轻、中、重度。

轻度症状：仅出现局部皮肤反应，如瘙痒、面红、皮疹。

中度症状：泛发性瘙痒症，面红加重或者皮疹，轻度呼吸困难，低血压但收缩压>80mmHg。

重度症状：严重的呼吸、循环及皮疹等反应，如支气管痉挛、低血压且收缩压<80mmHg、泛发性荨麻疹及血管性水肿等。

2.5.2.2　监测：根据专家共识建议在第1次和第2次输注多西他赛过程中，应当在最初的至少10分钟内对患者的一般情况、血压、心率等进行监测，给药最初3~5min需减慢滴速，及时发现过敏反应并立即进行处理。预备复苏用的设备及药物（包括抗组胺药、糖皮质激素和肾上腺素等）是实施化疗科室化疗前必备的。

2.5.2.3　处理

（1）轻度过敏反应：减慢滴注速度直到症状恢复，并在床旁进行监护。待症状完全缓解后，用原计划的输注速度完成滴注。随后周期仍采用标准方案进行预处理用药。

（2）中度过敏反应：立即停止滴注多西他赛。静脉注射抗组胺药物和糖皮质激素。床旁监护患者至症状好转；随后周期除采用标准方案进行预处理用药外，还应在静脉输注多西他赛前预防性静脉注射抗组胺药物和糖皮质激素。

（3）严重过敏反应：立即停止输注多西他赛，保证静脉通道畅顺，静脉注射抗组胺药物和糖皮质激素。

发生过敏性休克时立即注射肾上腺素。如果低血压持续存在，静脉滴注升压药物。确保患者气道开放、给氧；如果出现危及患者生命的气道阻塞，立即气管插管或床旁气管切开，监护患者生命体征及血氧饱和度至症状好转。已发生严重过敏反应的患者不再继续使用多西他赛。

2.5.3 一般不良反应及处理（减药、停药等）

前列腺癌使用的化疗药物最多的是多西他赛，多西他赛化疗最常见的不良反应是骨髓抑制，常见的一般不良反应有消化道症状、体液潴留、药物外渗、脱发、疲劳、神经毒性、皮肤毒性等。

2.5.3.1 消化道症状：患者在接受多西他赛化疗后可能会发生恶心、呕吐等消化道症状。恶心、呕吐、纳差、厌油是化疗最常见的消化道反应之一，这与化疗药物刺激第四脑室感受区有关，常在用药后 2~28 小时发生。不同于铂类，多西他赛致吐的风险低，多发生在化疗后 2~24 小时，大多可通过使用止吐药物预防。陈益等提出，在化疗前应食用高蛋白饮食，按患者消耗，选用蛋类、乳类、瘦肉、禽类及豆制品等食物，在化疗期间多食含维生素及碳水化合物的食物，如西红柿、胡萝卜等绿、黄色蔬菜水果。对呕吐剧烈者，可给予冰块或果汁冰块，慢慢嚼碎咽下，也可给新鲜果汁。对于恶心、呕吐剧烈者，建议在接受化疗前 2 小时内避免进食，在治疗后以少量多餐方式，提供温和无刺激的食物，避免浓厚的调味品及煎炸、油腻的食品。避免同时摄食冷、热的食物，否则易刺激呕吐。对腹痛、腹泻者，应食含钠、钾的食物，如香蕉、去脂肉汤，少食产气食物。

2.5.3.2　体液潴留：多西他赛引起的体液潴留多表现为外周性水肿，通常开始于下肢并可能发展至全身，可伴体重增加 3kg 或以上。偶发胸腔积液、腹水、心包积液及体重增加。其发生率及发生程度是可蓄积的，常见于化疗 3~5 个周期后，停药后多可缓解。因此在化疗期间应监测患者体重的变化；关注手指、脚踝、腹中部区域是否有液体潴留的先兆；警惕重度体液潴留，如胸膜积液、心包积液及腹水的发生。遵医嘱合理使用利尿剂进行治疗，根据患者的临床耐受性、肿瘤缓解情况以及医师的判断决定是否继续多西他赛化疗。

2.5.3.3　药物外渗：抗肿瘤药物外渗是化疗严重的并发症之一，可导致局部组织坏死，溃疡可深及肌腱及关节，造成功能丧失。据国内外文献报道，抗肿瘤药物外渗引起损伤的发生率为 0.1%~6%，儿童可达 11%。遇到药物外渗，应嘱患者卧床休息，减少活动，抬高患肢。按下列程序处理：①停止输液。②保留针头，患肢制动。③抽吸出残留在针头、输液管中的药物或是疑有外渗部位的药物。④拔掉针头。⑤避免外渗部位受压。⑥使用特殊抗肿瘤药物外渗时，根据药物种类给予相应解毒药及热敷或冷敷处理。⑦通知主管医生所发生的情况并讨论外渗部位是否需要进一步处理措施及拍片。局部可使用冷敷或使用生理盐水、利多卡因等进行封闭治疗。刘丽丽采用自制复方普鲁卡因溶液；刘翠平运用2%利多卡因加生理盐水、地塞米松配制成封闭液治疗抗肿瘤药物外渗；程乐梅等运用透明质酸酶利多卡因局部应用治疗抗肿瘤药物外渗。对广泛组织坏死可行手术清创、皮瓣移植、植皮等。

2.5.3.4　脱发：应用化疗药物后导致患者脱发，其机制在于毛囊细胞死亡不能更新而发生萎缩。脱发通常发生在用药后1~2周，2个月内最显著。个人形象的改变极易导致患者心理障碍，向患者说明脱发是一种暂时的现象，化疗停止后头发会自然长出。发生脱发后应注意头部防晒，使用中性洗发水，减少洗发次数，建议女患者戴假发或帽子，以消除患者不良心理刺激。

2.5.3.5　疲劳：应用化疗药物后可引起疲劳，主要表现为身体虚弱、疲乏；情绪低落、注意力不集中。呈剂量累积性，影响患者生活质量。但化疗相关疲劳不是疾病加重的表现，可通过对症治疗与疲劳相关的因素如疼痛、贫血、营养不良、睡眠障碍、功能状态低下及并发症等来预防。此外，患者应保持适量的运动，避免长时间（超过半天）卧床。一旦出现疲劳应注意：①按摩疗法等物理治疗可缓解疲劳感。②均衡膳食，保持良好的营养状态。③提高休息和睡眠质量，如睡前洗热水澡可帮助睡眠。④心理干预，关注患者的心理需要和社会需要。

2.5.3.6　神经毒性：多西他赛可引起神经毒性，多发生在化疗后 24~72 小时，呈剂量累积性。化疗药物导致的神经毒性主要包括外周神经病变和中枢神经系统病变。外周神经病变表现为足趾麻木、感觉异常、腱反射减弱或消失、外周神经炎等。中枢神经系统病变虽少见，但较严重，可危及生命或遗留严重后遗症，表现为惊厥、癫痫样发作、意识模糊、共济失调、瘫痪和痴呆等症状。患者化疗期间，注意观察患者神经毒性方面的症状及体征，及时通知医生给予处理。临床上主要应用维生素 B_1、维生素 B_{12}、甲钴胺等药物预防抗肿瘤药物的神经毒性。

2.5.3.7　皮肤毒性：多西他赛可引起皮肤毒性，皮疹常见于手、足，也可见于手臂、面部和胸部。一般对症处理，出现重度皮肤反应时多西他赛剂量应减至 60mg/m^2。

综上所述，尽管抗肿瘤药物在临床应用中存在一定的不良反应，但可以采取有效的防治措施，尽量减少其发生并降低其严重程度，提高肿瘤患者用药的耐受性和治疗依从性，改善患者生活质量，增强肿瘤化疗效果。

参 考 文 献

[1] AJL King, M Evans, THM Moore, et al. Prostate cancer and supportive care: a systematic review and qualitative synthesis of men's experiences and unmet needs. Eur J Cancer Care (Engl), 2015, 24 (5): 618-634.

[2] Wallace M, Storms S. The needs of men with prostate cancer: results of a focus group study. Appl Nurs Res, 2007, 20 (4): 181-187.

[3] Galbraith ME, Hays L, Tanner T. What men say about surviving prostate cancer: complexities represented in a decade of comments. Clin J Oncol Nurs, 2012, 16 (1): 65-72.

[4] Milne JL, Spiers JA, Moore KN. Men's experiences following laparoscopic radical prostatectomy: a qualitative descriptive study. Int J Nurs Stud, 2008, 45 (5): 765-774.

[5] Chambers SK, Foley E, Galt E, et al. Mindfulness groups for men with advanced prostate cancer: a pilot study to assess feasibility and effectiveness and the role of peer support. Support Care Cancer, 2012, 20 (6): 1183-1192.

[6] Rivers BM, August EM, Quinn GP, et al. Understanding the psychosocial issues of African American couples surviving prostate cancer. J Cancer Educ, 2012, 27 (3): 546-558.

［7］ Nanton V, Dale J. 'It don't make sense to worry too much': the experience of prostate cancer in African-Caribbean men in the UK. Eur J Cancer Care (Engl), 2011, 20 (1): 62-71.

［8］ Ervik B, Nordøy T, Asplund K. Hit by waves-living with local advanced or localized prostate cancer treated with endocrine therapy or under active surveillance. Cancer Nurs, 2010, 33 (5): 382-389.

［9］ Walsh E, Hegarty J. Men's experiences of radical prostatectomy as treatment for prostate cancer. Eur J Oncol Nurs, 2010, 14 (2): 125-133.

［10］ Boehmer U, Babayan RK. A pilot study to determine support during the pre-treatment phase of early prostate cancer. Psychooncology, 2005, 14 (6): 442-449.

［11］ Ream E, Wilson-Barnett J, Faithfull S, et al. Working patterns and perceived contribution of prostate cancer clinical nurse specialists: a mixed method investigation. Int J Nurs Stud, 2009, 46 (10): 1345-1354.

［12］ O'Shaughnessy PK, Laws TA, Esterman AJ. The prostate cancer journey: results of an online survey of men and their partners. Cancer Nurs, 2015, 38 (1): E1-E12.

［13］ Tarrant C, Sinfield P, Agarwal S, et al. Is seeing a specialist nurse associated with positive experiences of care? The role and value of specialist nurses in prostate cancer care. BMC Health Serv Res, 2008, 27; 8: 65.

［14］ Nanton V, Docherty A, Meystre C, et al. Finding a pathway: information and uncertainty along the prostate cancer patient journey. Br J Health Psychol, 2009, 14 (Pt 3): 437-458.

[15] Oliffe JL, Davison BJ, Pickles T, et al. The self-management of uncertainty among men undertaking active surveillance for low-risk prostate cancer. Qual Health Res, 2009, 19 (4): 432-443.

[16] 蒋向玲, 覃惠英, 谭坚铃, 等. 肿瘤个案管理师准入标准及角色职能的构建研究. 中国实用护理杂志, 2016, 8: 561-565.

[17] 覃惠英, 吴晓丹, 张惠婷. 肿瘤个案管理临床实践. 中国护理管理, 2017, 12: 1591-1594.

[18] 张惠婷, 张晶晶, 吴晓丹, 等. 乳腺癌患者个案管理模式的探索. 护理学杂志, 2017, 14: 19-21.

[19] 前列腺癌化疗安全共识. 现代泌尿外科杂志, 2018, 5: 86-91.

[20] 中华人民共和国卫生部. 静脉用药集中调配质量管理规范. 北京: 人民卫生出版社, 2010.

[21] 静脉治疗护理技术操作规范. 中华人民共和国国家卫生和计划生育委员会. 2013.

[22] 中国医促会泌尿健康促进分会, 中国研究型医院协会泌尿外科分会. 前列腺癌化疗安全共识. 现代泌尿外科杂志, 2018, 2 (23): 85-91.

[23] 李俊英, 余春华, 符琰. 临床护理指南丛书——肿瘤科护理手册. 第2版. 北京: 科学出版社, 2015: 90-126, 270-272, 277-278, 403-410.

[24] 那彦群, 叶章群, 孙颖浩, 等. 中国泌尿外科疾病诊断治疗指南. 2014版. 北京: 人民卫生出版社, 2014: 74-75.

[25] 朱有华, 等. 泌尿外科诊疗手册. 第4版. 北京:

人民卫生出版社，2013：548-560.

[26] 吴玉芬，杨巧芳. 静脉输液治疗专科护士培训教材. 北京：人民卫生出版社，2018：120-127，295-303，445-451.

[27] 米文杰，陈迹，李林. 静脉用药集中调配基础操作指南. 北京：人民卫生出版社，2017：41-180，204-210，216-218.

[28] 孙燕，周际昌. 临床肿瘤内科手册. 3版. 北京：人民卫生出版社，1987.

[29] 陈益，李莉，陈智，等. 癌症患者化疗期间的营养及其饮食. 护理研究，2002，16（10）：570.

[30] 马琪，李永红，杨斌，等. 前列腺癌化疗安全共识. 现代泌尿外科杂志，2018，2：85-92.

[31] 张惠兰，陈秀荣. 肿瘤护理学. 天津：天津科学技术出版社，1999.

[32] Askar I, Erbas MK, Gurlek A. Effects of heparin fractions on the prevention of skin necrosis resulting from adriamycin extravasation: an experimental study. Ann Plast Surg, 2002, 49 (3): 297-301.

[33] 张敏，李武平. 抗肿瘤药物外渗性损伤的防护研究进展. 解放军护理杂志，2004，4：45-47.

[34] 刘丽丽. 复方普鲁卡因治疗化疗药液外渗的效果观察. 护理研究，2001，15（6）：337-338.

[35] 刘翠平. 利多卡因地塞米松冰敷治疗抗肿瘤药物外渗临床研究. 济宁医学院学报，2001，24（3）：84.

[36] 程乐梅，秦桂萍，蒋国文. 透明质酸酶利多卡因局部应用治疗抗肿瘤药物渗漏. 护理学杂志，2002，17（4）：290.

[37] 赵玲玲，何良爱，李兰花. 蒽环类抗肿瘤抗生素治疗老年恶性血液病患者的护理. 当代护士，2002，10（10）：26-27.

[38] 孙静，韩文志，柳燕. 抗肿瘤药物的不良反应及防治措施. 长春中医药大学学报，2010，5：767-768，803.

前列腺癌化疗全程管理临床护理手册

第三章　前列腺癌患者管理

3.1　患者的登记及随访管理工具（PC-Follow）

2014 年中国前列腺癌联盟成立，同期 PC-Follow 数据库落地建设。PC-Follow 数据库得到中国前列腺癌联盟的独家授权，得到中华医学会泌尿外科学分会、中国医师协会泌尿外科医师分会指导。首批 43 家医院参加，随着中国前列腺癌联盟迅速成长，越来越多的医院积极加入了数据共享的行列，致力于中国诊疗的发展。截至 2018 年底，已有 58 家医院成为 PC-Follow 成员，参与了 PC-Follow 真实世界调研。

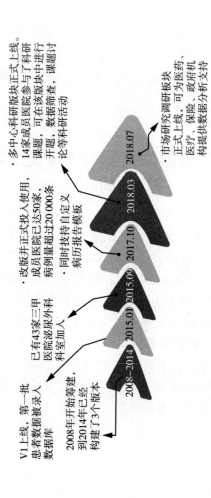

PC-Follow数据库发展简史

- V1上线，第一批患者数据被录入数据库

  2008年开始筹建，到2014年已经构建了3个版本

- 已有43家三甲医院泌尿外科科室加入

- 改版并正式投入使用，成员医院已达50家，病例量超过20 000条

- 同时技持自定义病历报告模板

- 多中心科研版块正式上线。14家成员医院参与了科研课题，可在该版块中进行开展、数据筛查、课题讨论等科研活动

- 市场研究调研板块正式上线，可为医药、医疗、保险、政府机构提供数据分析支持

2008~2014　2015.01　2015.09　2017.10　2018.03　2018.07

34

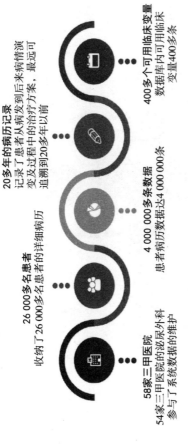

58家三甲医院
54家三甲医院的泌尿外科
参与了系统数据的维护

26 000多名患者
收纳了26 000多名患者的详细病历

20多年的病历记录
记录了患者从病发到后来病情演变及过程中的治疗方案，最近可追溯到20多年以前

400多个可用临床变量
数据库内可用临床变量达400多条

4 000 000多条数据
患者病历数据达4 000 000条

PC-Follow数据库拥有庞大的中国前列腺癌疾病数据

35

前列腺癌化疗全程管理临床护理手册

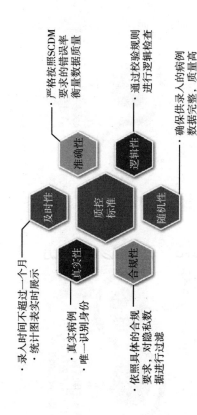

- 录入时间不超过一个月
- 统计图表实时展示

- 真实病例
- 唯一识别身份

- 依照具体的合规要求，对隐私数据进行过滤

- 严格按照SCDM要求的错误率衡量数据质量

- 通过校验规则进行逻辑检查

- 确保供录入的病例数据完整，质量高

准确性

逻辑性

及时性

质控标准

随机性

真实性

合规性

PC-Follow数据库质控标准和流程

3.2　患者诊前疾病教育的实施方案（U-医站在线教育）

U-医站 APP 是中国泌尿外科医生的移动家园和专科疾病线上服务平台。U-医站秉承"优医忧患（urological surgeons for urological patients）"的宗旨，为中国泌尿外科医生提供科研、培训、交流、患者管理的一站式服务，为泌尿疾病患者提供最权威的信息和最适配的专家资源。

3.3　患者诊后随访

3.3.1　患者自述报告（PRO）的管理

3.3.1.1　背景：目前前列腺癌的主要治疗方法包括手术、放疗、低温手术、化疗、内分泌治疗等。由于我国 PSA 筛查存在地区差异，高危进展性及转移性前列腺癌（mPC）患者所占比例较高，约 70% 的前列腺癌患者发现时已是晚期。mPC 分为转移性激素敏感性前列腺癌（mHSPC）和转移性去势抵抗性前列腺癌（mCRPC），mHSPC 接受雄激素剥夺治疗（androgen deprivation therapy，ADT）有效，但随着疾病进展，绝大多数会转变为 mCRPC。目前对于 mCRPC 全身化学药物治疗（以下简称化疗）仍为首选。

在生物-心理-社会医学模式不断发展下，倾听来自患者报告的与疾病及治疗相关的症状负担、功能状态、心理感受、生活质量等结局成为近几年癌症研究的热点。患者自述报告结局（patient-reported outcomes，PRO）能够为癌症患者的临床治疗及照护提供更全面的信息，它的价值已得到越来越多医务人员及卫生服务决策者的认可。由于前列腺癌相关症状及化疗相关副反应，在临床研究和实践中，PRO 已获得越来越多的研究者关注和提倡。

3.3.1.2　患者报告结局的定义：患者报告结局是一个广泛的术语，是患者对疾病、治疗照护、卫生保健服务的个人主观感受的直接反馈，无法被其他临床医务人员或照顾者所提供的信息代替。2006 年，美国食品药品监督管理局（Food and Drug Adminitration，FDA）把 PRO 定义为没有经过医生或其他人的解释，直接来自患者的有关其健康状况和治疗效果的报告。它的特征是以患者为出发点，收集患者在疾病过程中与健康相关的所有主观信息，总结其对疾病、治疗、卫生政策服务等的感受与评价。

3.3.1.3　患者报告结局的主要内容：患者报告结局的主要内容包括症状、心理困扰、自我效能、功能状态、社会认知、健康相关生活质量、患者满意度和治疗体验等，具体包括临床实践中的许多项内容。①患者症状的报告，如疼痛、疲劳、精力等。②患者身体、心理和社会活动的功能状态，如健康相关生活质量（HRQL）。③患者的健康行为，如对治疗的依从性、吸烟情况和参加身体锻炼情况。④患者对于不同治疗表达出的不同倾向性以及患者表示希望（或不希望）参加某项治疗的愿望。⑤患者对治疗的满意度。⑥患者对于医患之间的沟通、合作治疗以及治疗获得手段等方面的报告。

3.3.1.4　为什么要在临床试验中应用 PRO 评价：在临床试验中应用 PRO 评价主要是出于以下几方面原因。①提供某些疾病活动的独特迹象。对于绝大多数非器质性疾病，如抑郁、更年期综合征等，实验室检查指标并不能显示阳性结果，此时患者提供的自觉症状以及随着治疗过程中症状的减轻可能就成为诊断疾病和判断疗效的唯一证据，故患者的主观感受和实验室指标在疾病诊断和疗效评价方面应互为补充。②作为一种独特的评价治疗效果的指标，对于某些疾病的治疗效果，患者报告是研究者获得信息的唯一来源。例如，疼痛强度和疼痛缓解通常就用 PRO 量表进行测量。临床研究中，研究者对治疗或药物的了解通常是通过对一些临床指标进行观测得到的，但是临床指标的改善不一定意味着患者的功能状态或感受也得到了改善。把 PRO 作为研究结局的测量指标可以使研究者了解到患者的想法，患者对于治疗的期望以及什么是患者认为最重要的，从而增加研究者对治疗或药物的了解。③用于慢性疾病的评价。对于慢性疾病，如肿瘤和心血管疾病，其治疗目的并不是治愈疾病，而是缓解病情，提高患者的生活质量。对于那些不可治愈的或疗程很长的慢性疾病来说，提高或保持生活质量可能是重要的研究目的。1985年，美国 FDA 建议在所有的肿瘤临床研究中加入健康相关生活质量（health-related quality of life，HRQL）评价。④患者对治疗的满意度可以作为选择不同治疗手段时的参考。在临床研究中，尤其是比较两种治疗效果相似的治疗手段时，对治疗的满意度是一个非常有用的结局指标。目前治疗满意度已经成为一种新的 PRO 形式而受到很多关注。⑤作为一个良好的医患交流工具。虽然有临床医师担心 PRO 评价会增加患者的负担，大多数患者对于这种自己表达疾病的影响和治疗的效果的机会非常欢迎，医生可以了解到患者的想法，有利于医患沟通。

3.3.1.5　前列腺癌普适性量表：普适性量表一般没有特殊的年龄限制、不针对某种疾病，亦不是为某种治疗方式而制定。它们包含了多重的概念，试图更广泛地涉及患者群体和普通人群。事实上，对于特殊疾病患者群体，普适性量表会包含一些与其疾病不相关的内容，无疑也会错过一些特别重要的部分。

健康状况调查问卷（the short form-36 health survey，SF-36）是美国医学局研究（Medical Outcomes Study，MOS）组开发的一个普适性测定量表。该工作开始于 20 世纪 80 年代初期，形成了不同条目、不同语言背景的多种版本。1990~1992 年，含有 36 个条目的健康调查问卷简化版 SF-36 的不同语种版本相继问世。其中用得较多的是英国发展版、美国标准版和中文版，均包含 8 个健康概念：①躯体功能（physical functioning，PF）。②躯体健康问题导致的角色受限（role limitations due to physical health，RP）。③躯体疼痛（bodily pain，BP）。④总体健康感（general health perceptions，GH）。⑤生命活力（vitality，VT）。⑥社交功能（social functioning，SF）。⑦情感问题所致的角色受限（role limitationsdue to emotional problems，RE）。⑧精神健康（mentalhealth，MH），包括心理抑郁状态和健康感内容。该量表从生理、心理和社会适应等方面全面概括了健康概念，测量简单易行，得到众多学者的认同，并于 1991 年由浙江大学医学院完成中文版的翻译，此后在我国得到了广泛应用。在前列腺癌患者中，使用较为广泛，Bergin 等使用 SF-36 评估前列腺癌化疗患者的疲乏感。

3.3.1.6　前列腺癌特异性量表：特异性量表一般是有针对性的，它可以是针对某种疾病、特定患者，也可以是表述功能状况的。特异性量表因其特定的内容对健康状况的特殊变化有更好的反映，而在临床上获得更好的反响。癌症特异性量表在肺癌、乳腺癌、前列腺癌患者中应用常见。

（1）Litwin 等学者经过两次完善，形成加州大学洛杉矶分校前列腺癌指标（University of California Los Angeles Prostate Cancer Index for prostate cancer，UCLA-PCI）。该量表由 6 个维度、20 项组成，在英语国家广泛使用。

（2）2000 年 Wei 等学者在 UCLA-PCI 20 个条目的基础上，发展了由 50 个条目组成的前列腺癌综合量表（The Expanded Prostate Cancer Index Composite，EPIC）。该量表为综合的测评工具，旨在评估患者功能状况以及前列腺癌治疗后困扰，目前在前列腺癌人群中应用非常广泛。EPIC 共有 50 个条目，12 个条目评估泌尿功能、14 个条目评估排便习惯、13 个条目性功能、11 个条目激素功能，采用 5 级计分方式，得分越低表示症状越严重。为减轻患者负担，O'Neil 等发现通过 EPIC 测量和跟踪前列腺癌患者的预后，结果显示将 PRO 纳入临床实践有利于提高前列腺癌患者的决策质量。

2010 年 Szymanski 又开发了一个有 26 个条目的简版 EPIC，即 EPIC-26，仍为 5 个维度，条目减到 26 条，该简版 EPIC-26 目前也被广泛应用于前列腺癌患者的生活质量评估。Hoque 等采用等效随机对照设计，使用 EPIC-26 评估不同方法收集患者报告的结果测量（PRO），以确定最具成本效益的方法。江萍等汉化简化版扩展性前列腺癌复合指数量表（Abbreviated Version of the Expanded Prostate Cancer Index Composite Instrument，EPIC-26），并对其进行信度和效度检验。

（3）Esper 等学者认为需要全面而有效的量表来测量前列腺癌患者的生活质量，开发和测试了针对前列腺癌患者的特异性量表，并将其添加到 FACT-G 中形成了癌症治疗功能评估量表-前列腺癌（functional assessment of cancer therapy-prostate，FACT-P），这篇研究于 1997 年发表在 *Urology* 杂志上，这是在前列腺癌患者中使用 FACT-P 的第一份完整报告。

FACT-P 问卷第 4 版是由 FACT-G（V4.0）加上 12 个前列腺癌条目组成，是 FACT 系列量表的前列腺癌特异性模块（prostate cancer module，PM）。12 个前列腺癌条目评估内容包括性功能障碍、尿道症状、肠道症状、疼痛和体重变化相关问题，计分方式与 FACT-G 系列量表相同。FACT-P 问卷包括 FACT-G 和 PM 评估，FACT-P 总分为生理状况、社会/家庭状况、情感状况、功能状况与 PM 共 5 个维度得分之和。要求患者根据近 1 周的自身情况进行填写。每个问题分别用 0~4 分进行回答：0 代表"一点也不"，1 代表"有一点"，2 代表"有些"，3 代表"相当"，4 代表"非常"。最后将每一部分的所有问题得分相加求和得到这一部分的分值，进行同时间段治疗组与对照组的比较。其中分值越高表明患者生存质量越差的部分有身体状况、感情状况、其他相关；而分值越高表明患者生存质量越好的部分有社会/家庭状况和功能状况。

3.3.2　患者心理关爱及教育实施方案

自 1997 年以来，美国 FDA 先后批准米托蒽醌、多西他赛和卡巴他赛作为去势抵抗性前列腺癌化疗的药物，并被广泛应用于临床。但前列腺化疗药物存在一定的副反应，如胃肠道反应、乏力、过敏反应及骨髓抑制等。而化疗对前列腺癌患者的心理会产生一定的影响。1978 年世界卫生组织（WHO）提出了新的"健康"理念，自此国内外学者逐渐认识到心理作用对人类健康的重要性，并逐渐提升至综合、整体的层面。目前，心理护理已成为整体护理模式的核心概念。该模式要求护理人员在实施心理护理的过程中不仅要懂得充分运用心理学的相关理论和方法，更要紧密联合护理专业的临床实践，充分发挥护理人员与患者之间密切接触的优势，致力于患者心理问题的研究与解决，为患者创造良好的身心健康氛围，促进患者的诊疗与康复。因此在倡导生物-社会-心理新医学模式的情形下，心理护理在改善患者预后方面发挥着越来越重要的作用。前列腺癌患者经过一系列的化疗后存在着一定的心理问题，护理人员应重视此类患者的心理问题，并给予相关的指导，以促进患者的康复。

3.3.2.1 具体领域问题——心理功能

（1）抑郁、焦虑和痛苦：肿瘤患者患病之后对各种情况考虑的较多，担心由于疾病而影响工作、生活能力下降甚至成为家人的负担，心里感到自责，往往存在焦虑和抑郁等不良情绪。前列腺癌患者经过一系列的内分泌治疗效果不佳后，进入去势抵抗性前列腺癌阶段，需要进行药物化疗，化疗是治疗去势抵抗性前列腺癌的重要手段之一。前列腺癌患者在化疗的早期担心化疗的副作用，表现出不配合治疗、心神不定、精神恍惚等情绪；随着时间的推移，化疗效果不明显时患者对相关的诊断抱有怀疑的态度，在化疗的晚期则对亲人产生了更多的依赖，增加了对死亡的恐惧，严重者可能会出现自杀倾向。

（2）调整障碍：对于中年的前列腺癌患者来说，大多数人还在工作，拥有强烈的家庭、社会责任感，一旦进展到去势抵抗性前列腺癌阶段就要接受化疗而停止工作，但是由于其强烈的责任感以及长期的工作习惯，导致其无法舍弃工作，没有认识到疾病的重要性，很可能会忽视身体出现的相关症状，最终导致了病情的加重。

（3）急性认知障碍：心理学认为，急性认知障碍是由多种原因引起的暂时性的脑功能紊乱，主要表现为短时间内出现记忆、注意力、学习、判断等心理功能障碍。前列腺癌化疗患者由于化疗药物的作用，患者注意力难以集中、学习兴趣以及心理承受能力下降。

（4）害怕进展：进展是癌症患者最担心的事情，癌症的进展受多种因素的影响，与肿瘤自身的特点、患者的免疫力、治疗方案以及患者的心理作用有关。大多数前列腺癌患者不能正确地面对，把癌症当作不治之症，畏惧前列腺癌化疗，担心化疗的副作用，更担心疾病的加重甚至进展，表现出紧张、恐惧、压抑以及对医护人员的怀疑和不信任情绪。

（5）身体形象、性欲和亲密度的改变：化疗期间患者因出现脱发、皮肤色素沉着及指甲出现相关病损而影响夫妻的性生活，降低了伴侣之间的亲密度，对患者的家庭产生了不利的影响。脱发是前列腺癌患者进行化疗一种常见的副反应，部分患者会产生严重的抵触情绪。一些严重者可出现身体变形障碍，对一些轻微或不存在的外形改变而过分关注。

3.3.2.2　为所有前列腺癌化疗患者提供心理关爱

（1）家庭-社会支持：Ching-Hui Chien 的一项 Meta 分析显示家庭社会策略可以减少患者的焦虑、抑郁症状。前列腺癌的特异性焦虑主要与患者血清 PSA 升高以及对癌症复发恐惧的担忧有关，因此做好患者的社会咨询尤为重要。建议政府社区可加大宣传力度，增加社会人群对前列腺癌疾病的认识，对于已患有前列腺癌的人群，首先要增强其对自身状况的理解和认识，增强对化疗副作用的了解。同时充分发挥家庭支持的作用，鼓励患者的家人及朋友多与患者交流沟通，安慰患者的不良情绪。高乾梅研究显示心理支持可降低癌症患者的自我感觉负担，改善患者的情感负担和心理负担，提高患者的生活质量。因此应及时给予前列腺癌化疗患者鼓励与支持，避免患者产生负性情绪与失落心理，减轻患者的心理负担。

（2）病友支持：相关研究显示定期与病友沟通获得病友的支持能够减轻癌症患者的害怕、恐惧心理，在癌症患者的治疗中发挥着重要的作用。因此护理人员应充分发挥病友的力量，加强前列腺癌化疗患者病友之间的交流，建立化疗患者病友资料网络数据库，定期举行病友座谈会。邀请已经康复出院的病友来为前列腺癌化疗患者分享经验，进一步增强患者战胜疾病的信心。

（3）放松训练：为前列腺化疗患者创造良好的治疗环境，保持病房的干净整洁，光线充足，病房温湿度适宜，病房多摆放绿色植物，指导患者做深呼吸缓解患者的紧张情绪，召集同病室的患者举行读书看报等活动。可指导化疗患者做放松训练来缓解患者的不良情绪，让患者躺在舒适的床上，闭上双目，双手平放于躯干两侧，集中思想和注意力使肌群处于紧张状态→保持紧张状态→解除紧张状态→放松肌群。逐步体验肌群"紧张""放松"的感觉。

（4）艺术疗法：大量研究表明，音乐治疗能够有效改善癌症患者的应激反应及不良情绪，提高患者的生活质量。Krout 等研究证实，通过对癌症患者进行为期 3 个月的音乐治疗能够降低患者癌痛的程度，促进患者身体的舒适。音乐具有刺激大脑记忆的作用，可有效缓解患者的焦虑、恐惧情绪。因此，根据前列腺化疗患者的年龄以及文化水平，病房内可选择播放轻缓的轻音乐、钢琴曲、民族歌曲等减轻患者的压力及负性情绪。

（5）精神关怀：要求护理人员应对患者实施全面的关心、优质的服务。因此护理人员应与前列腺化疗患者建立信任的护患关系，尊重患者的生命、尊严和权利。与患者沟通时讲究沟通的艺术，说话态度要平和，避免使用简单、粗鲁、生硬的语言。注意交流、沟通的速度，根据患者的理解能力与患者进行沟通交流。重视与患者的非语言交流，激励患者表达内心最真实的感受，适时对患者进行赞美与鼓励，增强患者面对疾病的信心。

3.3.2.3　思维导图

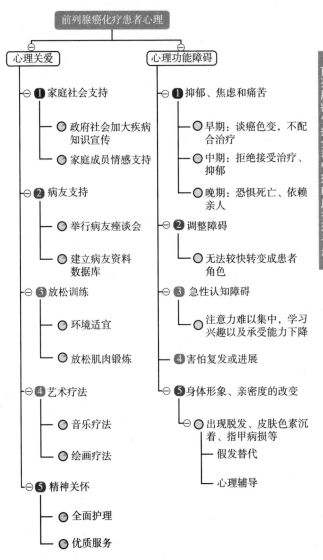

前列腺癌化疗患者心理思维导图

参 考 文 献

［1］ 王承承，孙晓玲，吴长利. 前列腺癌的治疗研究进展. 天津医药，2014，（10）：1051-1053.

［2］ Guidance for industry：patient-reported outcome measures：use in medical product development to support labeling claims：draft guidance ［J］. Health Qual Life Outcomes，2006，4：79.

［3］ Fiscella K，Ransom S，Jean-Pierre P，et al. Patient-reported outcome measures suitable to assessment of patient navigation. Cancer，2011，117（15 Suppl）：3603-3617.

［4］ 吕宏梅，张岩波. 患者报告结局（PRO）在临床疗效评价体系中的应用与思考. 医学与哲学，2011，32（24）：1-3.

［5］ 李鲁，王红妹，沈毅. SF-36健康调查量表中文版的研制及其性能测试. 中华预防医学杂志，2002，36（2）：109-113.

［6］ Shoji S，Ogawa T，Hanata I，et al. The anatomical region selected focal therapy with trans-rectal high-intensity focused ultrasound for localized prostate cancer based on the spatial location of significant cancer on multi-parametric MRI. Journal of Endourology，2018，32（3）：A15-A16.

［7］ Adam S，Feller A，Rohrmann S，et al. Health-related quality of life among long-term（ > = 5years）prostate cancer survivors by primary intervention：A systematic review. Health and Quality of Life Outcomes，2018，

16（1）：22.

［8］Goodwin BC, March S, Zajdlewicz L, et al. Health literacy and the health status of men with prostate cancer. Psycho-Oncology, 2018.

［9］Bergin ART, Hovey E, Lloyd A, et al. Docetaxel-related fatigue in men with metastatic prostate cancer：a descriptive analysis. Supportive Care in Cancer, 2017, 25（9）：2871-2879.

［10］Litwin MS, Hays RD, Fink A, et al. Quality-of-life outcomes in men treated for localized prostate cancer. Jama, 1995, 273（2）：129-135.

［11］Litwin MS, Hays RD, Fink A, et al. The UCLA Prostate Cancer Index：development, reliability, and validity of a health-related quality of life measure. Med Care, 1998, 36（7）：1002-1012.

［12］Anota A, Mariet AS, Maingon P, et al. Cross-cultural adaptation and validation of the French version of the Expanded Prostate cancer Index Composite questionnaire for health-related quality of life in prostate cancer patients. Health Qual Life Outcomes, 2016, 14（1）：168.

［13］Wei JT, Dunn RL, Litwin MS, et al. Development and validation of the expanded prostate cancer index composite（EPIC）for comprehensive assessment of health-related quality of life in men with prostate cancer. Urology, 2000, 56（6）：899-905.

［14］O'Neil B, Resnick MJ. Leveraging outcomes research to optimize prostate cancer care. Urology Practice, 2016, 3（1）：25-30.

［15］ Szymanski KM, Wei JT, Dunn RL, et al. Development and validation of an abbreviated version of the expanded prostate cancer index composite instrument for measuring health-related quality of life among prostate cancer survivors. Urology, 2010, 76 (5): 1245-1250.

［16］ Hoque DM, Sampurno F, Ruseckaite R, et al. Study protocol of an equivalence randomized controlled trial to evaluate the effectiveness of three different approaches to collecting Patient Reported Outcome Measures (PROMs) data using the Prostate Cancer Outcomes Registry-Victoria (PCOR-VIC). BMC health services research, 2017, 17 (1): 75.

［17］ 江萍, 黄青梅, 张子君, 等. 简化版扩展性前列腺癌复合指数量表的汉化及信效度检验. 中华护理杂志, 2017, 52 (7): 892-895.

［18］ Esper P, Mo F, Chodak G, et al. Measuring quality of life in men with prostate cancer using the functional assessment of cancer therapy-prostate instrument. Urology, 1997, 50 (6): 920-928.

［19］ 中国研究型医院协会泌尿外科分会, 中国医促会泌尿健康促进分会. 前列腺癌化疗安全共识. 现代泌尿外科杂志, 2018, 23 (2): 85-92.

［20］ 中华医学会泌尿外科学分会, 中国前列腺癌联盟. 转移性前列腺癌化疗中国专家共识 (2017 版). 中华泌尿外科杂志, 2017, 38 (3): 161-165.

［21］ Keary TA, Hughes JW, Palmieri PA. women with post-tramatic stress disorder have larger decreases in heart rate variability during stress tasks. itnternational journal of psychophysiology, 2009, 73 (3): 257-264.

[22] Stephens CL, Christie IC, Friedman BH. Autonomic specificity of basic emotions: Evidence from pattern classifiction and clsuter analysis. Biological psychology, 2010, 84 (3): 463-473.

[23] 邵彬，王宽宇. 化疗脱发的研究现状. 牡丹江医学院学报，2010, 37 (5): 71-73.

[24] Chien C, Liu K, Chien H, et al. The effects of psychosocial strategies on anxiety and depression of patients diagnosed with prostate cancer: A systematic review. international journal of nursing studyies, 2014, (51): 28-38.

[25] 高乾梅. 心理支持护理对改善癌症化疗患者自我感受负担的效果研究. 中外医学研究，2015, (28): 89-90.

[26] Eilis M, Suzanne M, Oonagh M, et al. The experience and perceptions of men with prostate cancer and their partners of the CONNECT psychosocial intervention: a qualitative exploration. Journal _ of _ Advanced _ Nursing, 2015, 71 (8): 1872-1882.

[27] 李红梅. 心理干预联合放松训练对晚期癌痛患者疼痛程度及睡眠的影响探讨. China & Foreign Medical Treatment, 2015: 149-150.

[28] Gallagher L. The role of music therapy in palliative medicine and supportive care. semin Oncol, 2011, 38 (3): 403-406.

[29] Krout R. The effect of single-session music therapy interventions on the observed and self-reported levels of pain control, physical comfort, and relaxation of hospice patients. Am J Hosp Palliat care, 2001, 18 (6):

前列腺癌化疗全程管理临床护理手册

176-178.

[30] Oken M, Creech R, Tormry D, et al. Toxicity and response criteria of the Eastern Copperative Oncology Group. AM J Clin Oncol, 1982, 5 (6): 649-655.

[31] Rosen RC, Cappelleri JC, Smith MD, et al. construction and evaluation the sexual heaith inventory for men: Ⅱ FE-5 as a disgnostic tool for Erectile Dysfunction. The VLLL world metting on impotence Research, 1998.

附录　前列腺癌相关评估工具及化疗模型

1　前列腺癌相关评估工具

1.1　化疗的适应证：转移性前列腺癌化疗中国专家共识推荐（2017）

1.1.1　未经化疗的无症状或有轻微症状且体能状况良好［美国东部肿瘤协作组（Eastern Co-operative Oncology Group ECOG）评分为 0~2］的 mCRPC 患者）。

1.1.2　未经化疗有症状但体能状况良好（ECOG 评分 0~2）的 mCRPC 患者。

1.1.3　未经化疗有症状但体能状况差（ECOG 评分 3~4）的 mCRPC 患者，尤其是当患者症状和体能状况与肿瘤发展直接相关时。

1.1.4　体能状况良好（ECOG 评分 0~1）且既往多西他赛化疗有效的 mCRPC 患者。

1.1.5　高肿瘤符合且身体状况适合化疗的 mHSPC 患者在 ADT 治疗基础上联合使用化疗。

1.1.6　低肿瘤负荷患者，可以考虑选择联合使用化疗。

1.2　化疗方案的选择：转移性前列腺癌化疗中国专家共识推荐（2017）

1.2.1　mCRPC 化疗：①持续 ADT 治疗，mCRPC 后续治疗中均应维持去势水平。②以多西他赛为基础的方案，多西他赛 $75mg/m^2$，注入 250ml 5% 葡萄糖液或生理盐水中，静脉滴注，第 1 天；泼尼松 5mg，口服，2 次/天，第 1~21 天；21 天为 1 个周期，共 10 个周期。③化疗预处理，患者在接受每个周期多西他赛治疗前 12 小时、3 小时、1 小时、口服地塞米松 7.5~9.0mg。其他预处理包括止吐药物等。④二线及后续化疗可选药物，卡巴他赛、米托蒽醌、雌二醇氮芥等。⑤其他化疗方案，以铂类为基础的方案。

1.2.2　mHSPC 化疗：①持续雄激素剥夺治疗（androgen deprivation therapy，ADT）治疗，可选择手术或药物去势，联合或不联合抗雄药物。②化疗方案，以多西他赛为基础的方案，多西他赛 $75mg/m^2$，注入 250ml 5% 葡萄糖液或生理盐水中，静脉滴注，第 1 天；21 天为 1 个周期，共 6 个周期。③化疗时机，应在 ADT 治疗开始后 3 个月内给予多西他赛。④化疗预处理，患者在接受每个周期多西他赛治疗前 12 小时、3 小时、1 小时、口服地塞米松 7.5~9.0mg。其他预处理包括镇吐药物等。

1.3　疗效评估：前列腺癌化疗安全共识推荐

1.3.1　前列腺特异性抗原（PSA）：血 PSA 是最常用的前列腺癌治疗疗效评价工具，建议每 3~4 周检测一次，在接受多西他赛化疗的 mCRPC 患者中，PSA 下降超过基线值 50%并维持 4 周以上有效；针对 mHSPC 患者，可以评估治疗 12 个月后的绝对 PSA 应答（即血清 $PSA < 0.2ng/ml$，且经 3 周后第二次 PSA 检测确证）。

1.3.2　影像学评估：按照实体瘤疗效评价标准 2009（response evaluation criteria in solid tumors，RECIST1.1）进行淋巴结转移病灶和内脏转移病灶的评估。按照前列腺癌临床试验工作组 3（the Prostate Cancer Clinical Trials Working Group 3，PCWG3）"2+2"原则进行骨转移病灶的评估。建议在治疗前 24 周，每 8~9 周进行一次影像学评估，之后每 12 周进行一次评估。

1.3.3　疼痛缓解：骨痛是转移性前列腺癌患者最常见并严重影响生活质量的症状，可以通过简明疼痛量表（brief pain inventory-short form，BPI-SF）进行疼痛评估，同时记录镇痛药使用情况。骨痛缓解是指治疗后 12 周疼痛评分下降 30%或减少 2 分以上，且镇痛药的用量至少没有增加，经 2 周后确认。建议每 3~4 周进行一次疼痛评估。

1.3.4　生活质量改善：依据前列腺癌治疗功能评价量表（the functional assessment of cancer therapy-prostate，FACT-P）进行生活质量评估。建议 3~4 周进行一次生活质量评估。

1.3.5 其他血液学指标评估：包括血常规、碱性磷酸酶、乳酸脱氢酶、肝肾功能及血电解质。对于多西他赛化疗的 mCRPC 患者，建议每隔 3~4 周进行一次评估。

1.4 静脉通路评估：美国静脉输液护理学会输液治疗实践（2016 版）推荐

1.4.1 通过外周导管给药

（1）应限制静脉输注（iv）或推注，持续时间少于 60 秒。

（2）外周静脉给药不应使用输液泵。

（3）避免以下部位：手背、腕、肘前窝、关节附近，肢体有循环障碍或淋巴引流和淋巴结解剖病史。

（4）不要使用一个建立大于 24 小时的 iv 穿刺部位，如果一个新的穿刺部位建立，尽可能使用最小的导管，如果 iv 尝试失败，其他穿刺应从近端到此前的穿刺部位或在对侧手腕上。

（5）指导患者立即报告任何疼痛、发热、感觉变化或输液过程中流体在皮肤上感觉，并强调其重要性。

（6）确认和记录给药之前有无静脉回血，在缺乏回血的情况下不给药。

（7）可由一个兼容溶液的输液器提供稀释

管理。

（8）每推注 2~5ml 药液评估并确认静脉回血，输液期间每 5~10 分钟进行回血评估，在整个输液期间不应离开患者。

（9）出现外渗迹象时立即停止输液。

1.4.2　通过中央血管通路设备给药

（1）确认和记录给药之前静脉回血情况，在缺乏回血的情况下不给药。

（2）如果出现炎症的迹象、肿胀或静脉血栓形成的迹象不给药。

（3）确保适当的放置，并充分保证和固定无针接头植入血管通路端口。

（4）可由一个兼容溶液的输液器提供稀释管理。

（5）每推注 2~5ml 药液评估并确认静脉回血，输液期间每 5~10 分钟进行回血评估。

（6）出现外渗迹象时立即停止输液。

（7）安全处置危险药物污染的废物和材料。

1.5　评估工具

1.5.1　美国东部肿瘤协作组（ECOG）评分

由 Oken 等于 1982 年提出，此评分量表主要用于医生或研究者评估患者疾病的进程以及疾病如何影响患者的日常生活，以便医生为患者提供合适的诊断和治疗，主要包括以下内容。

0：活动能力完全正常，与起病前活动能力无任何差异。

1：能自由走动及从事轻体力活动，包括一般家务及办公室工作，但不能从事较重的体力活动。

2：能自由走动及生活自理，但已丧失工作能力，日间不少于一半时间可以起床活动。

3：生活仅能部分自理，日间一半以上时间卧床或坐轮椅。

4：卧床不起，生活不能自理。

5：死亡。

1.5.2　简明疼痛评估量表（brief pain inventory-short form，BPI-SF）（见附表）

此量表是用来评估疼痛之多层面特性，包括过去 24 小时中疼痛最剧烈、最轻、平均及当时的疼痛强度及疼痛对日常生活的影响。

1.5.3　勃起功能国际问卷（the international index of erectile function，ⅡEF-5）（见附表）

此评分表由 Rosen 于 1998 年提出，常作为临床筛选阴茎勃起功能情况的简明工具，可对前列腺癌化疗患者阴茎勃起功能做初步评估，其中问题 1 了解患者对阴茎勃起及维持勃起的信息，问题 2、3、4 涉及勃起功能情况，问题 5 了解患者性生活总体满意度。

1.5.4　国际前列腺增生症状评分（international prostate symptom score IPSS）（见附表）

1992 年由美国泌尿学会（AUA）制定，包括 7 个与前列腺增生症状相关的问题以及 1 个与患者生活质量相关的问题，可对患者的排尿症状做简单、快速的评估。

2 化疗模型

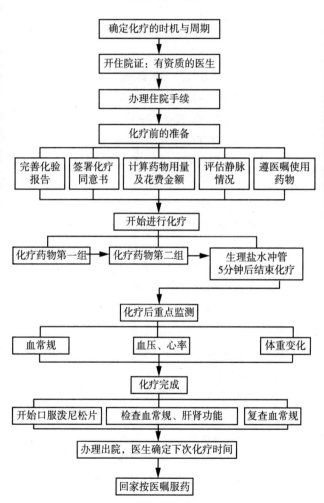

前列腺癌化疗全程管理临床护理手册

备注：

1. 化疗时机：mCRPC 确诊时；mHSPC ADT 治疗 3 个月内。

2. 化疗周期：mCRPC 10 周期；mHSPC 6 周期，21 天一个周期。

3. 完善化验报告：血常规、血生化、PSA，并熟悉病情进展，排除化疗禁忌。

4. 药物用量＝体表面积×75mg

体表面积计算公式：体表面积（m^2）= $0.0061 \times$ 身高（cm）+ $0.0128 \times$ 体重（kg）-0.1529

5. 遵医嘱用药

（1）化疗前 12 小时（前一天 22：00）口服地塞米松 10 片（0.75 毫克/片），静滴抑酸。

（2）化疗前 3 小时（化疗当天 7：00）口服地塞米松 10 片（0.75 毫克/片）。

（3）化疗前 1 小时（化疗当天 9：00）口服地塞米松 10 片（0.75 毫克/片）。

（4）化疗前 30 分钟（化疗当天 9：30）肌注镇吐药物（1M）。

6. 开始进行化疗：用生理盐水冲管 5 分钟后开始。

（1）化疗药物第一组：生理盐水 100ml+多西他赛 20mg 化疗静滴，30 滴/分，维持 10 分钟；无不适调至 80 滴/分，25 分钟输注完毕。

（2）化疗药物第二组：生理盐水 250ml+多西他赛（总量-20）mg 化疗静滴，80 滴/分，70 分钟内输注完毕。

7. 重点监测

血常规：外周血中性粒细胞绝对值（ANC）<$1.5×10^9$/L 时不能接受多西他赛治疗。

血压、心率：给药最初的 3~5 分钟减慢滴速，在最初的 10 分钟内监测。

体重变化：关注手指、脚踝、腹中部是否有液体潴留现象。

前列腺癌化疗全程管理临床护理手册

附　　表

附表1　SF-36 量表（中文版）

1. 总体来讲，您认为您的健康状况是：

①非常好

②很好

③好

④一般

⑤差

2. 跟1年以前比您觉得自己的健康状况是：

①比1年前好多了

②比1年前好一些

③跟1年前差不多

④比1年前差一些

⑤比1年前差多了

3. 健康和日常活动以下这些问题都和日常活动有关。请您想一想，您的健康状况是否限制了这些活动？如果有限制，其程度如何？

（1）重体力活动，如跑步举重、参加剧烈运动等：

①限制很大

②有些限制

③毫无限制

（2）适度的活动，如移动一张桌子、扫地、打太极拳、做简单体操等：

①限制很大

②有些限制

③毫无限制

（3）手提日用品，如买菜、购物等：

①限制很大

②有些限制

③毫无限制

（4）上几层楼梯：

①限制很大

②有些限制

③毫无限制

（5）上一层楼梯：

①限制很大

②有些限制

③毫无限制

（6）弯腰、屈膝、下蹲：

①限制很大

②有些限制

③毫无限制

（7）步行1500米以上的路程：

①限制很大

②有些限制

③毫无限制

（8）步行1000米的路程：

①限制很大

②有些限制

③毫无限制

（9）步行100米的路程：

①限制很大

②有些限制

③毫无限制

（10）自己洗澡、穿衣：

①限制很大

②有些限制

③毫无限制

4. 在过去 4 个星期里，您的工作和日常活动有无因为身体健康的原因而出现以下问题？

（1）减少了工作或其他活动时间：

①是

②不是

（2）本来想要做的事情只能完成一部分：

①是

②不是

（3）想要干的工作或活动种类受到限制：

①是

②不是

（4）完成工作或其他活动困难增多（比如需要额外的努力）：

①是

②不是

5. 在过去 4 个星期里，您的工作和日常活动有无因为情绪的原因（如压抑或忧虑）而出现以下问题？

（1）减少了工作或活动时间：

①是

②不是

（2）本来想要做的事情只能完成一部分：

①是

②不是

（3）干事情不如平时仔细：

①是

②不是

6. 在过去 4 个星期里，您的健康或情绪不好在多大程度上影响了您与家人、朋友、邻居或集体的正常社会交往？

①完全没有影响

②有一点影响

③中等影响

④影响很大

⑤影响非常大

7. 在过去 4 个星期里，您有身体疼痛吗？

①完全没有疼痛

②有一点疼痛

③中等疼痛

④严重疼痛

⑤很严重疼痛

8. 在过去 4 个星期里，您的身体疼痛影响了您的工作和家务吗？

①完全没有影响

②有一点影响

③中等影响

④影响很大

⑤影响非常大

9. 您感觉以下问题是关于过去 1 个月里您自己的感觉，对每一条问题所说的事情，您的情况是什么样的？

（1）您觉得生活充实：

①所有的时间

②大部分时间

③比较多时间

④一部分时间

⑤小部分时间

⑥没有这种感觉

（2）您是一个敏感的人：

①所有的时间

②大部分时间

③比较多时间

④一部分时间

⑤小部分时间

⑥没有这种感觉

（3）您的情绪非常不好，什么事都不能使您高兴起来？

①所有的时间

②大部分时间

③比较多时间

④一部分时间

⑤小部分时间

⑥没有这种感觉

（4）您的心里很平静：

①所有的时间

②大部分时间

③比较多时间

④一部分时间

⑤小部分时间

⑥没有这种感觉

（5）您做事精力充沛：

①所有的时间

②大部分时间

③比较多时间

④一部分时间

⑤小部分时间

⑥没有这种感觉

（6）您的情绪低落：

①所有的时间

②大部分时间

③比较多时间

④一部分时间

⑤小部分时间

⑥没有这种感觉

（7）您觉得筋疲力尽：

①所有的时间

②大部分时间

③比较多时间

④一部分时间

⑤小部分时间

⑥没有这种感觉

（8）您是个快乐的人：

①所有的时间

②大部分时间

③比较多时间

④一部分时间

⑤小部分时间

⑥没有这种感觉

（9）您感觉厌烦：

①所有的时间

②大部分时间

③比较多时间

④一部分时间

⑤小部分时间

⑥没有这种感觉

（10）不健康影响了您的社会活动（如走亲访友）：

①所有的时间

②大部分时间

③比较多时间

④一部分时间

⑤小部分时间

⑥没有这种感觉

10. 总体健康情况请看下列每一条问题，哪一个答案最符合您的情况？

（1）我好像比别人容易生病：

①绝对正确

②大部分正确

③不能肯定

④大部分错误

⑤绝对错误

（2）我跟周围人一样健康：

①绝对正确

②大部分正确

③不能肯定

④大部分错误

⑤绝对错误

（3）我认为我的健康状况在变坏：

①绝对正确

②大部分正确

③不能肯定

④大部分错误

⑤绝对错误

（4）我的健康状况非常好：

①绝对正确

②大部分正确

③不能肯定

④大部分错误

⑤绝对错误

附表 2　ACT-P 问卷第 4 版（中文翻译版）

编号	分类问题	分　　值	项目总分
	前列腺癌患者生活质量量表（FACT-P）		
	身体状况		
1	我精神不好	0□1□2□3□4□	
2	我感到恶心	0□1□2□3□4□	
3	不能完成日常活动（因为我的身体状况，难以满足家庭需要）	0□1□2□3□4□	
4	我感到疼痛	0□1□2□3□4□	
5	我被治疗的副作用所困扰	0□1□2□3□4□	
6	我感到病了	0□1□2□3□4□	
7	我不得不躺在床上	0□1□2□3□4□	
	社会/家庭状况		
8	我和朋友很亲近	0□1□2□3□4□	

续　表

前列腺癌患者生活质量量表（FACT-P）			
编号	分类问题	分　值	项目总分
9	家人给我治疗疾病的信心（我的家人给予我情感上的支持）	0□1□2□3□4□	
10	朋友给我治疗疾病的信心（我的朋友和我邻居都支持我）	0□1□2□3□4□	
11	家人和我一起与疾病斗争（我的家人都接受了我患的病）	0□1□2□3□4□	
12	我满意家人间对我疾病的沟通方式	0□1□2□3□4□	
13	我与自己的配偶（或给我主要支持的人）很亲近	0□1□2□3□4□	
14	去年您有性生活吗？如有，满意程度如何	0□1□2□3□4□	
	感情状况		
15	我感到悲伤	0□1□2□3□4□	
16	我为自己不能从容应对疾病而感到沮丧（我满意自己处理疾病的方式）	0□1□2□3□4□	
17	在与疾病的抗争中，我越来越感到失望	0□1□2□3□4□	

前列腺癌患者生活质量量表（FACT-P）

编号	分类问题	分　值	项目总分
18	我感到紧张	0□1□2□3□4□	
19	我担心我可能会去世	0□1□2□3□4□	
20	我担心我的状况会恶化	0□1□2□3□4□	
	功能状况		
21	我能够工作（包括在家里工作）	0□1□2□3□4□	
22	我的工作、生活很充实（我的工作、包括在家办公很充实）	0□1□2□3□4□	
23	我能享受生活	0□1□2□3□4□	
24	我已认识到我的疾病需长期或终身治疗（我已经接受自己所患的疾病）	0□1□2□3□4□	
25	我睡得很好	0□1□2□3□4□	
26	我在享受我过去常做的娱乐活动	0□1□2□3□4□	
27	我对目前的生活质量感到很满意	0□1□2□3□4□	
	其他相关		
28	我的体重减轻了	0□1□2□3□4□	

前列腺癌化疗全程管理临床护理手册

续　表

前列腺癌患者生活质量量表（FACT-P）

编号	分类问题	分　值	项目总分
29	我的胃口好了	0□1□2□3□4□	
30	我受到疼痛不适的困扰	0□1□2□3□4□	
31	我感到身体的某个部位有明显的疼痛	0□1□2□3□4□	
32	因为疼痛，有些想做的事就做不了	0□1□2□3□4□	
33	满意目前对疼痛的控制	0□1□2□3□4□	
34	我能够感到自己像个男人	0□1□2□3□4□	
35	我大便有困难	0□1□2□3□4□	
36	我有排尿困难	0□1□2□3□4□	
37	我比以前尿频了	0□1□2□3□4□	
38	排尿问题限制了我的活动	0□1□2□3□4□	
39	我的阴茎仍有持续的勃起	0□1□2□3□4□	

　　说明：FACT-P 表中 0~4 选项含义："0"表示"根本不"，"1"表示"一点也不"，"2"表示"有一些"，"3"表示"相当"，"4"表示"非常"

附表3 简明疼痛评估量表（brief pain inventory-short form，BPI-SF）

患者姓名：　　　　病案号：　　　　　诊断：

评估时间：　　　　评估医师：

1. 大多数人一生中都有过疼痛经历（如轻微头痛、扭伤后痛、牙痛），除这些常见的疼痛外，现在您是否还感到有别的类型的疼痛？

(1) 是　(2) 否

2. 请您在下图中标出您的疼痛部位，并在疼痛最剧烈的部位以"×"标出。

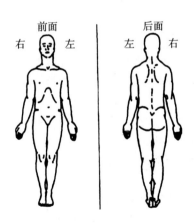

前面　　　　　　后面
右　　左　　　　左　　右

3. 请选择下面的一个数字，以表示过去24小时内您疼痛最剧烈的程度。

（不痛）0　1　2　3　4　5　6　7　8　9　10（最剧

烈）

4. 请选择下面的一个数字，以表示过去 24 小时内您疼痛最轻微的程度。

（不痛）0　1　2　3　4　5　6　7　8　9　10（最剧烈）

5. 请选择下面的一个数字，以表示过去 24 小时内您疼痛的平均程度。

（不痛）0　1　2　3　4　5　6　7　8　9　10（最剧烈）

6. 请选择下面的一个数字，以表示您目前的疼痛程度。

（不痛）0　1　2　3　4　5　6　7　8　9　10（最剧烈）

7. 您希望接受何种药物或治疗控制您的疼痛：_____

_____

8. 在过去的 24 小时内，由于药物或治疗的作用，您的疼痛缓解了多少？请选择下面一个百分数，以表示疼痛缓解的程度。

（无缓解）0　10%　20%　30%　40%　50%　60%　70%　80%　90%　100%（完全缓解）

9. 请选择下面的一个数字，以表示过去 24 小时内疼痛对您的影响。

对日常生活无影响

（无影响）0　1　2　3　4　5　6　7　8　9　10（完全影响）

对情绪的影响

（无影响）0　1　2　3　4　5　6　7　8　9　10（完全影响）

对行走能力的影响

（无影响）0　1　2　3　4　5　6　7　8　9　10（完全影响）

对日常工作的影响（包括外出工作和家务劳动）

（无影响）0　1　2　3　4　5　6　7　8　9　10（完全影响）

对与他人关系的影响

（无影响）0　1　2　3　4　5　6　7　8　9　10（完全影响）

对睡眠的影响

（无影响）0　1　2　3　4　5　6　7　8　9　10（完全影响）

对生活兴趣的影响

（无影响）0　1　2　3　4　5　6　7　8　9　10（完全影响）

前列腺癌化疗全程管理临床护理手册

附表 4 勃起功能国际问卷

(the international index of erectile function, ⅡEF-5)

	0	1	2	3	4	5	得分
1. 对阴茎勃起及维持勃起有多少信心		很低	低	中等	高	很高	
2. 受到性刺激后,有多少次阴茎能够坚挺地进入阴道	无性生活	几乎没有或完全没有	只有几次	有时或大约一半时候	大多数时候	几乎每次或每次	
3. 性交时,有多少次能在进入阴道后维持阴茎勃起	没有尝试性交	几乎没有或完全没有	只有几次	有时或大约一半时候	大多数时候	几乎每次或每次	
4. 性交时,保持阴茎勃起至性交完毕有多大困难	没有尝试	非常困难	很困难	有困难	有点困难	不困难	
5. 尝试性交时是否感到满足	没有尝试性交	几乎没有或完全没有	只有几次	有时或大约一半时候	大多数时候	几乎每次或每次	

ⅡEF-5 得分评价

得分	评价	得分	评价
5~7 分	重度勃起功能障碍	12~21 分	轻度勃起功能障碍
8~11 分	中度勃起功能障碍	22 分以上	无勃起功能障碍

附表 5 国际前列腺增生症状评分
(international prostate symptom score, IPSS)

在过去 1 个月内,你是否有以下症状?	没有	在 5 次中少于 1 次	少于半数	大约半数	多于半数	几乎每次	症状评分
1. 你是否经常有尿不尽感?	0	1	2	3	4	5	
2. 两次排尿时间是否经常小于 2 小时?	0	1	2	3	4	5	
3. 是否经常有间歇性排尿?	0	1	2	3	4	5	
4. 是否经常有排尿困难?	0	1	2	3	4	5	
5. 是否经常有尿线变细现象?	0	1	2	3	4	5	
6. 是否经常需要用力及使劲才能开始排尿?	0	1	2	3	4	5	
7. 从入睡到早起一般要起来排尿几次?	0	1	2	3	4	5	

注:轻,0~7 分;中,8~19 分;重,20~35 分

生活质量指数（QOL）评分

问 题	高兴	满意	大致满意	还可以	不满意	苦恼	很糟
如果按照现在的排尿情况，你觉得以后的生活质量如何	0	1	2	3	4	5	6